BEI GRIN MACHT SICH IHR WISSEN BEZAHLT

- Wir veröffentlichen Ihre Hausarbeit,
  Bachelor- und Masterarbeit

- Ihr eigenes eBook und Buch -
  weltweit in allen wichtigen Shops

- Verdienen Sie an jedem Verkauf

Jetzt bei www.GRIN.com hochladen und kostenlos publizieren

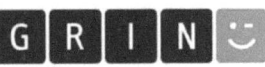

Bibliografische Information der Deutschen Nationalbibliothek:

Die Deutsche Bibliothek verzeichnet diese Publikation in der Deutschen National-
bibliografie; detaillierte bibliografische Daten sind im Internet über http://dnb.d-
nb.de/ abrufbar.

Coverbild: Ersler Dimitry @Shutterstock.com

Impressum:

Copyright © 2012 GRIN Verlag
Druck und Bindung: Books on Demand GmbH, Norderstedt Germany
ISBN: 9783668074316

Dieses Buch bei GRIN:

https://www.grin.com/document/307926

Michelle Hügle

Fitness: Anleitung zum Glücklichsein? Wie Sport, regelmäßiges Training und Ernährung zum Wohlbefinden beitragen können

GRIN Verlag

GRIN - Your knowledge has value

Der GRIN Verlag publiziert seit 1998 wissenschaftliche Arbeiten von Studenten, Hochschullehrern und anderen Akademikern als eBook und gedrucktes Buch. Die Verlagswebsite www.grin.com ist die ideale Plattform zur Veröffentlichung von Hausarbeiten, Abschlussarbeiten, wissenschaftlichen Aufsätzen, Dissertationen und Fachbüchern.

Besuchen Sie uns im Internet:

http://www.grin.com/

http://www.facebook.com/grincom

http://www.twitter.com/grin_com

FITNESS

Anleitung zum Glücklichsein?

Michelle Hügle

Inhaltsverzeichnis: Fitness: Anleitung zum Glücklichsein?

Einleitung 3

1 Kalorienhaushalt eines Menschen 5

1.1 Der Grundumsatz 5
1.2 Der Leistungsumsatz 5
1.3 Die Berechnung des Energieumsatzes 5
1.4 Der Stoffwechsel des Menschen 7

2 Wie reagiert der menschliche Organismus auf körperliche Aktivität 7

2.1 Der biologische Prozess 7
2.2 Wie unsere Muskeln Energie beziehen 8
2.3 Aerobe und anaerobe Energiegewinnung 8

3 Die verschiedenen Formen von Fitness-Training 8

3.1 Ausdauertraining 8
3.2 Krafttraining 9

4 Wie funktioniert der biologische Prozess der Fettverbrennung? 9

4.1 Die Grundlagen 9
4.2 Welche Leistung erzielt welches Ergebnis ? 11
4.3 Wer schon trainiert ist, hat es besser! 12
4.4 Die Rolle der Ernährung für die Fettverbrennung 13

5 Die Ernährung 14

5.1 Die negative Energiebilanz 14
5.2 Wie man beginnen sollte – Tipps für Untrainierte 16
5.3 Vier Punkte für den Einstieg 16

6 Fazit 18

6.1 Ein Strauss von Massnahmen für erfolgreiche Fitness 18

7 Anleitung zum Glücklichsein? 18

7.1 Herz und Seele 18
7.2 Mit Fitness zu Glückshormonen? 19
7.3 Was macht glücklich? 19

8 Schlusswort 20

8.1 Fitness, mehr Segen als Fluch auf dem Weg zum Glücklichsein 20

9 Anhang 23

9.1 Quellenverzeichnis 23
9.2 Glossar 24
9.3 Interviewpartner und Personen die bei der VA unterstützt haben 24

Einleitung

Fitness – ein Begriff dem man sich fast nicht entziehen kann! Es gibt doch kaum noch jemanden, der kein Fitness-Abo besitzt, sich nicht am Wochenende oder am Abend aufs „Bike" schwingt, oder sich die Laufschuhe anzieht und durch den Wald joggt (...oder zumindest kaum jemanden, der zugibt das alles nicht zu tun). Was treiben 35'000 Menschen an sich zum Beispiel einen Berlin Marathon anzutun? Und sollte man nicht zumindest einmal im Leben den New York Marathon gelaufen sein? 1970 nahmen daran 127 Läufer teil, nur 55 erreichten das Ziel. 2011 erreichen rund 47'000 Teilnehmer das Ziel! Obwohl die Menschen vor 40 Jahren sicher mehr körperlich arbeiteten und sich nicht künstlich fit halten mussten, scheint es heute gerade umgekehrt zu sein. Jagen und sammeln, einst die (körperliche) Beschäftigung unserer Urahnen, ist heute abgelöst von Beschäftigungen, welche sitzend im Bürostuhl oder zumindest ohne grosse körperliche Anstrengungen von statten gehen. Offensichtlich führen die heutigen Formen von Fitness zu besseren Ergebnissen als die früheren körperlichen Anstrengungen bei der Arbeit.

Doch um was geht es genau? Was ist Fitness heute? Ist es eine Mode? Gehört es zum Image einer beruflichen Karriere einmal einen Gigathlon gelaufen zu sein? Muss im Keller ein Strassen-Renner für mehrere Tausend Franken stehen um dazu zu gehören? Oder ist es doch mehr?

Schlank, fit und gesund zu sein – bis ins hohe Alter, entspricht heute einer Idealvorstellung einer breiten Gesellschaft. Offensichtlich ist es mehr als ein Trend. Doch erreichen die Menschen das angestrebte Ziel durch Fitness gesund und schlank zu bleiben oder ist das Eine die Voraussetzung für das Andere?

Hypothese: Fitness – Anleitung zum Glücklichsein!

Ich schaue mir die genaue Definition von Fitness an; darunter wird das *körperliche und geistige Wohlbefinden* verstanden. Nun kann ich die Brücke schlagen für meine Arbeit und die Hypothese: Gesund und Schlank durch Fitness - und - dies ist dann offensichtlich auch der Motor für das geistige Wohlbefinden. Also letztendlich: Fitness ersetzt Psychotherapie, aber eben erst ganz am Schluss der Wirkungskette. Mich persönlich interessiert diese Wirkungskette, weil nur wenn diese funktioniert, funktioniert am Schluss auch das geistige Wohlbefinden.

Untersuchungsgegenstand

Um dies zu verstehen, will ich die genauen Wirkungszusammenhänge vom Kalorienbedarf, über die Wirkung körperlicher Betätigung auf Kreislauf und Muskelmasse, sowie dem Funktionieren der Fettverbrennung, bis zum Einfluss auf die Psyche, aufzeigen und verstehen. Vielleicht ist es am Schluss tatsächlich eine „**Anleitung zum Glücklichsein?**". Mit meiner Arbeit will ich auch für mich selber herausfinden mit welcher körperlichen Aktivität ich für mich selber den besten Nutzen erziele und ab welchem Zeitpunkt es auch kontraproduktiv, ja sogar körperschädigend sein kann. Wann wird Fitness zur negativ behafteten Sucht? Fitness- oder Sportsüchtige gehen tagtäglich an ihre körperlichen Grenzen, indem sie Sport betreiben bis zum sprichwörtlichen körperlichen Zusammenbruch. Dann wird die körperliche Betätigung zur Flucht aus den Alltagsproblemen.

Ich glaube, dass der Aufwand und das Leiden eines Trainingsaufwandes besser ertragen werden kann, wenn man die Zusammenhänge versteht. Dann werden aus kleinen Schritten Erfolge entstehen und „Erfolg macht erfolgreich". Die Motivationsspirale beginnt sich in die richtige Richtung zu drehen, weil dahinter Freude und Spass an der körperlichen Betätigung steht.

Meine Arbeit stützt sich auf die Erkenntnisse aus der Literatur, aus Internetquellen, aber auch auf die Erfahrungen eines Sportmediziners und zwei Fitnesstrainern. Die Struktur der VA richtet sich nach den Anforderungen und Tipps meiner Lehrperson Frau Vivia Furrer.

Fitness – Anleitung zum Glücklichsein!

1 Kalorienhaushalt eines Menschen[1]

1.1 Der Grundumsatz

Der menschliche Körper verbrennt auch dann Kalorien, wenn man nichts aktives dazu unternimmt. Die Energiemenge die der Körper pro Tag bei völliger Ruhe und mit leerem Magen zur Aufrechterhaltung seiner Grundfunktionen benötigt, wird als „Grundumsatz" bezeichnet. Der Grundumsatz, auch basale Stoffwechselrate genannt, ist eine Grösse welche in Kilokalorien pro 24 Stunden (kcal/24h) gemessen wird.

Dieser Kalorienbedarf ist abhängig von Alter und Geschlecht eines Menschen, aber auch von der Belastung im Beruf und den Aktivitäten in der Freizeit. Grundsätzlich benötigt ein älterer Mensch weniger Kalorien als ein jüngerer, weswegen die Gewichtszunahme im Alter u.a. zu erklären ist. Bei jungen Menschen wiederum werden in der Pubertät für das Wachstum mehr Kalorien benötigt. Natürlich gibt es noch andere, situative Einflussfaktoren, wie die Wärmedämmung des Körpers durch Kleidung oder der Gesundheitszustand.

Die „Verbraucher" dieses Grundumsatzes sind übrigens die Leber und die Skelettmuskulatur mit je etwa 26%, gefolgt vom Gehirn mit 18%, der Aktivität des Herzmuskels mit 9% und den Nieren mit 7%. Die restlichen 14% des Energieverbrauches entfallen auf die übrigen Organe.

1.2 Der Leistungsumsatz

Zusätzlich zum Grundumsatz benötigt der menschliche Organismus eine weitere Energiemenge, welche abhängig ist von der Aktivität. Diese Energiemenge nennt sich Leistungsumsatz. Dieser Leistungsumsatz wird berechnet indem man je nach Tätigkeit einen so genannten Aktivitätsfaktor festlegt. Dieser bewegt sich von 1,2 (sitzen, liegen) bis 6,0 für schwere körperliche Arbeit.

Die Summe von Grundumsatz und Leistungsumsatz wird Energiemenge genannt

1.3 Die Berechnung des Energieumsatzes

Für die Berechnung des Grundumsatzes hat sich die nachfolgende, vereinfachte Formel bewährt:

- Täglicher Grundumsatz in [kcal/24 h] für Männer:
  $66{,}47 + (13{,}7 \times \text{Gewicht [kg]}) + (5 \times \text{Körpergröße [cm]}) - (6{,}8 \times \text{Alter [Jahre]})$
- Täglicher Grundumsatz in [kcal/24 h] für Frauen:
  $655{,}1 + (9{,}6 \times \text{Körpergewicht [kg]}) + (1{,}8 \times \text{Größe [cm]}) - (4{,}7 \times \text{Alter [Jahre]})$

---

[1] http://www.gesumag.de/kalorien-grundumsatz-pro-tag-60/13.10.2012

Dazu kommen für die Berücksichtigung des Leistungsumsatzes die folgenden Aktivitätsfaktoren:

Faktor	Aktivität	Beispiel
1,2	nur sitzen oder liegen	gebrechliche Menschen
1,4 - 1,5	sitzend, kaum körperliche Arbeit	Büroarbeit am Schreibtisch
1,6 – 1,7	sitzend, gehend und stehend	Schüler, Lehrer, Taxifahrer
1,8 – 1,9	stehend und gehend	Verkäufer, Kellner, Handwerker
2,0 – 2,4	körperlich anstrengende Arbeit	Landwirte, Strassenarbeiter

Somit lassen sich folgende Beispiele für einen täglichen Kalorienverbrauch errechnen:

Mann 85kg, 185cm, 35 Jahre alt, sitzend, gehend, stehend

Grundumsatz:

66,47 + (13,7 × Gewicht [85kg]) + (5 × Körpergröße [185cm]) –(6,8 × Alter [35]) = 1417,9

Faktor für den Leistungsumsatz:

Grundumsatz 1417,9 x Faktor Leistungsumsatz 1,7 ergibt einen Energiebedarf von 2410,4 kcal/24h

Frau 58kg, 170cm, 35 Jahre alt, sitzend, gehend, stehend

Grundumsatz:

655,1 + (9,6 × Gewicht [58kg]) + (1,8 × Körpergröße [170cm]) –(4,7 × Alter [35]) = 1353,4

Faktor für den Leistungsumsatz:

Grundumsatz 1353,4 x Faktor Leistungsumsatz 1,7 ergibt einen Energiebedarf von 2300,7 kcal/24h

Selbstverständlich sind dies Annäherungsrechnungen, welche je nach Situation auch variieren können. Bei obigem Beispiel fehlt noch eine sportlich körperliche Betätigung.

Bei Jogging, wöchentlich 2 x 45 Min,   kämen 1050 kcal dazu

Mit Brustschwimmen 1 x wöchentlich 30 Min,   kämen   250 kcal dazu

Summe 1300/Woche : 7 = 190 kcal/Tag

Das heisst, mit diesem Training (Jogging und Brustschwimmen), müssten zu obigen Werten, täglich rund 200 kcal für den Bedarf dazugerechnet werden. Unser „Beispiel-Mann" würde dann einen Tagesverbrauch von rund 2600 kcal/24h aufweisen und unsere „Beispiel-Frau" einen Verbrauch von rund 2500 kcal/24h. Um also unseren Organismus am Leben zu halten und die körperlichen Belastungen bestehen zu können, müssen wir diese Kalorienmengen mit der Nahrungsaufnahme ausgleichen. Es findet also ein Stoffwechsel statt. Um was es dabei genau geht, habe ich im nachfolgenden Kapitel untersucht.

1.4 Der Stoffwechsel des Menschen[2]

Eigentlich handelt es sich beim Stoffwechsel um eine Stoff*umwandlung*. Denn nur wenn diese Stoffumwandlung funktioniert, kann die Ernährung vom Körper auch verwertet werden. Unterschiedliche chemische Prozesse sorgen für diese Umwandlung (auch Metabolismus genannt) im menschlichen Körper. Zu diesem Vorgang trägt aber nicht nur die Nahrung bei, sondern auch die innere und äussere Atmung. Diese Energiegewinnung wird zur Aufrechterhaltung der körperlichen Funktionen benötigt.

Die Hauptakteure dieses Prozesses sind die Enzyme. Sie steuern und katalysieren die unterschiedlichen chemischen Reaktionen und sorgen dafür, dass im menschlichen Körper alles reibungslos läuft. Um die genaue Funktion der Enzyme zu erklären müsste ich hier tief in die Biochemie abrutschen. Für unseren Zweck genügt es aber ganz einfach zu wissen, dass über eine gesunde und ausgewogene Nahrung Substanzen zugeführt werden, welche den Enzymen dann ihrerseits die Arbeit erleichtern. Die Arbeit erleichtern, heisst den Stoffwechsel beschleunigen. Das wiederum heisst, je schneller der Stoffwechsel, desto besser werden die Nährstoffe verwendet und die Reststoffe ausgeschieden. Dadurch steigt die dem Körper zur Verfügung gestellte Energiemenge, was letztlich für eine erhöhte Fähigkeit sorgt, mit körperlicher Belastung umzugehen. Was nun eine gesunde und ausgewogene Ernährung genau ist, darauf werde ich in dieser Arbeit später auch eingehen.

2 Wie reagiert der menschliche Organismus auf körperliche Aktivität

2.1 Der biologische Prozess

Wenn wir uns körperlich Betätigen, dann wird der Stoffwechsel angekurbelt und der Körper stellt von Zucker- auf Fettverbrennung um. Wie im obigen Kapitel beschrieben werden Lebensmittel in körpereigene Stoffe umgebaut und zur Energieverwendung bereitgestellt. Hier spielen verschiedene Hormone eine entscheidende Rolle. Unser „Energie-Kraftwerk" sitzt in den Zellen – die Mitochondrien. Die Anzahl dieser Mitochondrien wird durch körperliche Aktivität erhöht, dadurch steht dann mehr Energie (Benzin) zur Verfügung.

---

[2] http://www.trendfit.net/thema/stoffwechsel/14.10.2012

2.2 Wie unsere Muskeln Energie beziehen

Das „Benzin" für all unsere Muskeln ist das Adenosintriphosphat, kurz ATP. Egal welcher Muskel sich zusammenzieht oder einfach arbeiten muss, die Energie dafür liefert ihm das ATP. Wären wir eine Dampfmaschine, wäre das ATP unser Dampf. Die Enzyme in unseren Zellen spalten wiederum das ATP in Adenosindiphosphat (ADP) und freies Phosphat auf. Bei diesem Vorgang wird Energie frei welcher zu dreiviertel für die „Muskelarbeit" verbraucht wird, aus dem Rest entsteht Wärme. Das ADP muss dann wieder zu ATP umgewandelt werden. Um dies bildlich darzustellen hilft uns die Dampfmaschine wieder. Nachdem der Dampf die Turbine angetrieben hat, verliert er wieder Energie und kondensiert zu Wasser. Nun muss dieses Wasser wieder erhitzt werden, es muss also wieder neue Energie dafür hinzukommen.

2.3 Aerobe und anaerobe Energiegewinnung

Das gespeicherte ATP (unser Dampf) reicht gerade mal für eine Aktivität, einen Wurf zum Beispiel. Danach muss neuer Dampf (ATP) her. Das freigesetzte Phosphat gibt dem Stoffwechsel das Zeichen dazu. Nun springt Kreatinphosphat ein, aber auch dies reicht nur für wenige Sekunden Muskelaktivität. Danach wird die Energie aus Glykogen gewonnen. Dieses ist einerseits in den Muskel gespeichert und andererseits wird dieses von der Leber abgegeben. Dieses Glykogen kann auf zwei Arten vom Körper eingesetzt werden:
Die sogenannte anaerobe Energiegewinnung verläuft ohne Sauerstoff. Dabei fallen Laktate an. Diese machen sich bei Überanspruchung als stechender und brennender Schmerz bemerkbar. Diese Energie steht schnell zur Verfügung ist aber wenig ausdauernd.
Bei der aeroben Energiegewinnung wird Sauerstoff verwendet den wir einatmen. Diese Energiegewinnung ist wesentlich effizienter als bei der anaeroben Form, aber benötigt mehr Zeit.
Während dieser Glykogen Nutzung holt sich der Körper die Energie aus den Fetten die er speichert. Diese Fette kann er aber nur aerob, also mit Hilfe von Sauerstoff, verarbeiten.

3 Die verschiedenen Formen von Fitness-Training

3.1 Ausdauertraining

Beim Ausdauertraining geht es um die Fähigkeit des Körpers über einen längeren Zeitraum Leistung zu erbringen. Gleichzeitig bedeutet Ausdauer auch die Fähigkeit nach Belastungen schnell wieder erholt zu sein. Mit Ausdauertraining soll ein guter körperlicher

Allgemeinzustand erreicht werden, welcher das Herz-Kreislaufsystem stärkt und letztlich das Risiko eines Herzinfarktes senkt. Weiterer Nutzen ist eine Stärkung des Immunsystems, d.h. der Körper ist weniger anfällig auf Krankheiten. Mit dem Ausdauertraining wird der Stoffwechsel angeregt und die anaerobe Schwelle (siehe Kap. 2.3) angehoben. Die geeigneten Formen dazu sind:

Radfahren, Jogging, sportliches Wandern, Skilanglauf, Rudern, Schwimmen

3.2 Krafttraining

Beim Krafttraining geht es um die Steigerung der Kraftfähigkeit, sowie der Erhöhung der Muskelmasse. In der Folge passen sich die Muskeln an und erhöhen die Zahl der Mitochondrien, im Kapitel 2.1 habe ich diese als Energie-Kraftwerke bezeichnet. Aber auch auf das Herz-Kreislauf-System hat Krafttraining Einfluss. Dieses stellt sich darauf ein, die Muskulatur während und nach der Beanspruchung besser mit Nährstoffen und Blut zu versorgen. Der gleiche Effekt wirkt auch auf den Stoffwechsel, dieser baut grössere Reservekapazitäten auf um dem erhöhten Verbrauch gerecht zu werden.

Geeignete Übungen können entweder durch den ganzen Körper trainiert werden, das sind z.B. Kniebeugen oder Klimmzüge, oder auch isoliert für einzelne Muskulaturen, wie Armbeugen oder Armstrecken unter zu Hilfenahme von Gewichten (Hanteln).

Nun interessiert mich aber, wie ich denn trainieren soll, um unerwünschte Fettpolster gezielt zu entfernen. Im nachfolgenden Kapitel versuche ich die Erkenntnisse meiner Interviews und die Empfehlungen des Sportmediziners zusammenzufassen.

4 Wie funktioniert der biologische Prozess der Fettver-brennung?[3]

4.1 Die Grundlagen

Fettverbrennung durch Sport und damit Gewichtsabnahme ist ja letztlich das grosse Ziel und in den Köpfen der Menschen im Fitnesszentrum. Überall in den Zeitschriften oder in der Literatur spricht man auch vom neudeutschen Wort „Fatburner" durch Sport und Bewegung. Mich interessiert nun aber wie das geht und was man denn am Besten dafür tun kann. In diesem Kapitel versuche ich dies aufgrund meiner Recherchen aufzuzeigen. Ganz am Anfang des Prozesses steht, wie im vorhergehenden Kapitel erklärt, der Energielieferant, der die Muskelfasern und die Zellen bedient: das ATP. Für unsere zahlreichen Funktionen und

---

[3] http://portal.asvz.ethz.ch/Documents/fatburner.pdf/25.10.1012

Motoren im Körper list das ATP gewissermassen unser Benzin. Alle Prozesse die im Körper ablaufen sind auf dieses ATP angewiesen. Die Muskelzelle braucht für die Muskelzuckung, oder wie es im Fachwort heisst, für die Kontraktion, ATP. Weil nun der ATP-Tank in den Muskeln nur für wenige Zuckungen ausreicht, muss das Benzin (ATP) laufend nachgeliefert bzw. nachproduziert werden. Wer was und wie viel produziert, ist in Abbildung 1 ersichtlich.

Die vier Stoffwechselvorgänge zur Produktion von ATP					
Substrat	Endprodukt	Muskelfasertyp	ATP-Produktion in Mikromol	Intensität	Dauer
1. Kreatinphosphat	Kreatin+Phosphat	IIb	1,6-3,0	Sehr hoch	10-20 Sek.
2. Glykogen	Laktat	IIa/IIb	1,0	Hoch	4 Min
3. Glykogen+O2	CO2+H2O	I/IIa	0,5	Mittel	100 Min
4. Fett+O2	CO2+H2O	I	0,25	Gering	Tage

Abbildung 1: Produktionsmengen von ATP

Dank der Spaltung von Kreatinphosphat (1) oder dem Abbau von Glykogen (2) kann ATP produziert werden. Diese ATP Produktion läuft im Zellinnern der Muskelfasern ohne Sauerstoff (anaerob) ab und liefert schnelle aber nur kurze Zeit reichende Energie.
Bei der Zuhilfenahme von Sauerstoff (aerob) liefern Glykogen und Fett das Benzin für Leistungen von längerer Intensität. Diese Produktion von ATP verläuft nicht nur im Innern der Muskelfasern, sondern auch zusätzlich in den Mitochondrien, die wir vorgehend ja auch schon als Kraftwerke bezeichnet haben. Nicht zu vergessen ist, dass all die Substanzen welche für diese ATP Produktion verwendet werden, Stoffwechselprodukte sind die aus der Nahrung kommen. Somit ist hier wieder die Brücke zum Stoffwechselprozess geschlagen.
In Tabelle 1 findet sich in einer Spalte noch der Verwendungszweck das ATP's, die Muskelfasertypen. Dies ist wichtig zu wissen, weil ich ja aufzeigen will, wie ich Fettverbrennung gezielt erreichen kann. Die Auswahl und der Einsatz der verschiedenen Muskelfasertypen erfolgt also aufgrund der zu erbringenden Leistung. Je nach Intensität der Leistung muss mehr oder weniger Benzin (ATP) pro Zeiteinheit zur Verfügung stehen. Die Herkunft dieser Energie und die Art des Abbaus (aerob, anaerob) bestimmen wie schnell oder langsam diese verfügbar ist und wie lange mit dieser Energie etwas geleistet werden kann.

Typ I-Fasern	Kontrahieren (zucken) langsam, ermüden auch nur langsam und kommen bei Ausdauerleistungen zum Einsatz. Diese Fasern können Fett verbrennen
Typ IIa-Fasern	Diese kontrahieren schnell, ermüden schneller als Typ I und werden auch bei intensiven Ausdauerleistungen eingesetzt. Auch diese Fasern können Fett verbrennen
Typ IIb-Fasern	Kontrahieren sehr schnell, ermüden auch schnell und werden bei sehr intensiven Leistungen eingesetzt. Diese Fasern können kaum Fett verbrennen, weil sie nur wenige Mitochondrien haben.

Abbildung 2: Muskelfasertypen und Energiebezug

In Wirklichkeit ist es natürlich auch so, dass sich die verschiedenen energieproduzierenden Prozesse überlagern. Allerdings kann jeder der 4 Prozesse nur soviel Energie liefern, wie in Tabelle 1 beschrieben. Als Beispiel heisst das, dass man mit der Verbrennung (mit O2) von Glykogen doppelt so viel ATP pro Zeiteinheit erhalten kann wie mit der Verbrennung von Fett. Für eine Leistung heisst das zum Beispiel; mit Glykogenverbrennung kann man doppelt so schnell laufen wie mit Fettverbrennung.

Wie gross sind denn nun unsere Tanks (Vorräte) für an Energie? Lange andauernde, aber wenig intensive körperliche Anstrengung ist nur durch den Abbau von Glykogen (gespeicherte Kohlenhydrate) und Fett unter zu Hilfenahme von Sauerstoff möglich. Mit Glykogen sollte aber sparsam umgegangen werden, weil – wie oben erwähnt – die maximale Ersatzproduktion von Glykogen doppelt so hoch ist wie diejenige von Fett. Wir aber haben im menschlichen Körper nur gerade einen Glykogen-Vorrat von ca 500g, dieser ist deutlich kleiner wie der Fettvorrat von ca 13 kg (bei einer normalgewichtigen Person von 80kg). Das bedeute, dass der Glykose-Vorrat sehr viel schneller aufgebraucht ist. Deshalb sollte man möglichst viel Benzin (ATP) durch Fettverbrennung erzeugen und das wertvollere Glykogen für Leistungsspitzen bereit halten.

4.2 Welche Leistung erzielt welches Ergebnis ?

Der menschliche Körper verbrennt also mit zunehmender Intensität der Leistung im aeroben Bereich proportional mehr Glykogen. Ebenso nimmt die Fettverbrennung zu, aber nur bis diese ein Maximum erreicht und dann wieder zurückgeht. Gemäss Untersuchungen liegt dieses Maximum bei ungefähr 65% der maximalen Sauerstoffaufnahme, dies entspricht einer Herzfrequenz von 75% der maximalen Herzfrequenz.

Nachstehende Darstellung zeigt die

Energiebereitstellung in Abhängigkeit der Intensität

während 30 Minuten Fahrradergonometer

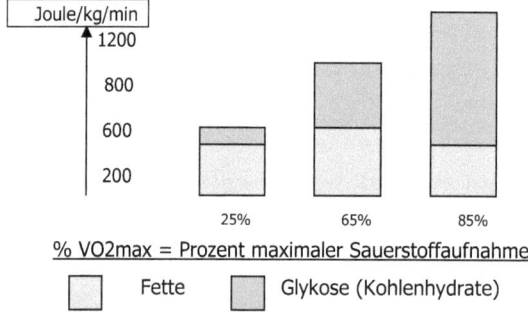

% VO2max = Prozent maximaler Sauerstoffaufnahme

Fette   Glykose (Kohlenhydrate)

Abbildung 3: Energielieferanten

Wie Abbildung 3 zeigt, beträgt somit der relative Anteil der *Fettverbrennung* bei 65% der maximalen Sauerstoffaufnahme (% VO2max) ungefähr 50%. Bei 25% VO2max würde er zwar fast 100% betragen, was aber zählt ist nicht der relative Anteil, sondern der absolute Wert der Fettverbrennung und dieser ist bei 65% VO2max am höchsten. Dies bedeutet, dass wer maximal viel Fett verbrennen will, bei dem muss die Intensität höher sein, als diese mit fast reiner Fettverbrennung möglich wäre.

4.3 Wer schon trainiert ist, hat es besser!

Wer nun genau so trainiert, wird dann aber vielleicht trotzdem Unterschiede zu anderen Personen feststellen können. Untersuchungen haben gezeigt, dass die Ergebnisse der Fettverbrennung zwischen gut trainierten und untrainierten Personen unterschiedlich sind.

Weit verbreitet ist die Meinung, dass Untrainierte in den ersten 30 Minuten gar kein Fett verbrennen und deshalb länger trainieren müssen. Wie nachstehende Abbildung 4 zeigt trifft dies so nicht zu. Die Untrainierten verbrennen nach 20 Minuten etwa die Hälfte der Fettmenge pro Zeiteinheit gegenüber den Trainierten. Nach 30 bzw. 60 Minuten reduziert sich dieser Unterschied etwas, aber die Trainierten verbrennen immer noch rund 0,225g Fett pro Zeiteinheit mehr als die Untrainierten. Die Abbildung 4 dokumentiert dieses Ergebnis, welches auf Messungen während 60 Minuten Fahrradergonometer basiert. Dies bei 65% der maximalen Sauerstoffaufnahme, welches einer Herzfrequenz von 75% der maximalen Herzfrequenz entspricht.

Fettverbrennungswerte bei sehr gut und weniger gut Trainierten

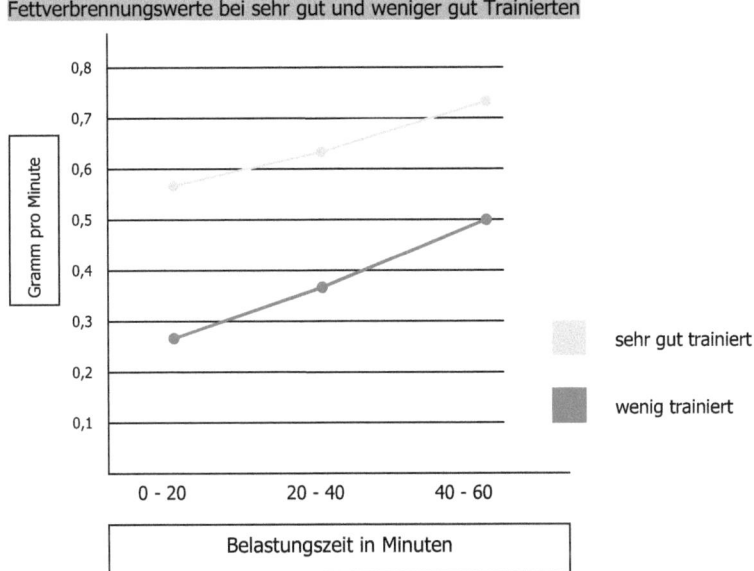

Abbildung 4: Unterschiedliche Fettverbrennung aufgrund Training

Dieser Unterschied hängt damit zusammen, dass trainierte Menschen mit Ausdauertraining einen besseren Fettstoffwechsel aufweisen und dadurch Fette in die Muskelfasern eingelagert werden. Untrainierte haben keine Fettdepots in den Muskelfasern und müssen die Fettsäuren aus der Unterhaut holen. Untrainierte (und Übergewichtige) sind also doppelt bestraft; bei gleicher Leistung verbrennen sie weniger Fett und sind gleichzeitig kaum in der Lage lange im optimalen Bereich zu trainieren, weil ihnen die Ausdauer fehlt. Dieser „Basiseffekt" muss berücksichtigt werden, damit die Erwartungen nicht zu hoch sind und damit der Trainingsaufwand nicht zum Frust wird.

Diesen Effekt kann man allerdings mit einem Trick etwas mildern; mit der „Intervallmethode" unterbricht man intensives Rennen immer wieder mit gemütlichem Gehen. Während diesem Gehen kommt mehr Fettsäure aus dem Unterhautgewebe und steht dann anschliessend beim intensiven Rennen für die Verbrennung in den Muskelfasern zur Verfügung.

4.4 Die Rolle der Ernährung für die Fettverbrennung

Die Ernährung (und damit der Stoffwechsel) spielt eine wesentliche Rolle für das Training. Wenn der Fettanteil in der Ernährung erhöht wird, steigt auch die Fettverbrennung während der körperlichen Belastung. Nur – und das ist für mich eine wesentliche Erkenntnis – stammt dann der Hauptanteil der Fettverbrennung nicht aus den körpereigenen, gespeicherten

Fetten, sondern aus der Nahrung! Das bringt für das Ziel der Gewichtsreduzierung wenig. Deshalb ist für die Gewichtsabnahme ein Training am Morgen und nüchtern am Besten. Alternativ kann man auch andere Tageszeiten nutzen, nur sollten dies Trainings dann 4 bis 5 Stunden nach einer Mahlzeit sein. Während und nach dem Training soll nur ungesüsstes Wasser getrunken werden. Beachten muss man aber, dass diese Art des Trainings explizit der Gewichtsabnahme dient und auch einen „Hungerast" (eine tiefe Blutglukosekonzentration) auslösen kann. Diese Art von Training ist somit nicht für eine optimale Leistung ausgelegt.

5 Die Ernährung

5.1 Die negative Energiebilanz

Ein Ausdauersportler will eine *ausgewogene* Energiebilanz und während seiner Leistung möglichst viel Fett verbrennen, um das wertvolle und knappe Glykogen für den Schlussspurt aufsparen. Die Abbildung 1 zeigt ja, dass ohne Glykogen die Leistung halbiert werden müsste. Bei der Gewichtsabnahme hingegen muss eine *negative* Energiebilanz angestrebt werden. Das heisst, der Kalorienverbrauch pro Tag soll höher sein als die Kalorieneinnahme. Dies kann erreicht werden mit einer reduzierten Kalorienaufnahme oder mit einem erhöhten Kalorienverbrauch. Ideal ist natürlich die Kombination dieser beiden Massnahmen.

Beispiel für eine negative Energiebilanz

Eine Gewichtsabnahme von 500 g pro Woche erfordert eine negative Energiebilanz von 500 kcal pro Tag	*Zusätzlicher* Verbrauch Kcal/ Woche	Bedarf Kcal/ Tag
Energieverbrauch: • Im Ruhezustand (Energiebedarf) • Zusätzlich durch Sport: 2x45Min Jogging (9km/h) 1x30Min Brustschwimmen (30m/min) pro Woche: pro Tag (1300 : 7)	 1050 250 ‾‾‾‾ 1300	2500 190
Gesamtenergieverbrauch		2700
Erlaubte Energieaufnahme damit eine erfolgreiche Gewichtsabnahme erfolgt: > negative Energiebilanz		2200 500

Abbildung 5: Beispiel einer negativen Energiebilanz

Bei Untrainierten ist zu beachten, dass mit einer tiefen bis mittleren Intensität begonnen werden soll und dies am Besten bei mindestens 30 Minuten täglich. Gut ist auch ein medizinischer Check up mit einem Belastungs-EKG vor Aufnahme des regelmässigen Trainings. Bei Übergewichtigen ist es auch von Vorteil wenn das Körpergewicht am Anfang nicht vollständig getragen werden muss. Trainings im Wasser oder auf dem Fahrrad entlasten wesentlich.

Wie Abbildung 5 nun zeigt, ist neben der zusätzlichen körperlichen Aktivität eine reduzierte Kalorienaufnahme notwendig um dann das geforderte Defizit von 500 kcal/Tag zu erreichen. Im Beispiel der Abbildung 5 dürfen 2200 kcal/Tag eingenommen werden.

Beispiel für einen Tagesbedarf von 2200 kcal

	Energie (kcal)	Kohlenhydrate (g)	Fett (g)
Frühstück			
- 2dl Orangensaft	90	20	-
- 180g Fruchtjogurt	200	30	5,5
- 2 Stück Ruchbrot	160	30	-
- 20g Butter	150	-	17
- 20g Konfitüre	60	16	-
- 1 Milchkaffe	65	5	4
Mittagessen			
- Portion Teigwaren 150g	200	40	-
- 50g Tomatensauce (4EL)	30	3	2
- 100g Mischgemüse	30	4	-
- 10g Sonnenblumenöl	95	-	10
- kl Salat 30g	10	1	-
- 1EL Frenchdressing	30	1	3,5
- 3dl Apfelsaft	130	33	-
- 1 Espresso mit Rahm	20	1	2
- 1 Reihe Schokolade	100	8	7
- 1 Kiwi	50	12	-
Abendessen			
- 1 Teller Minestrone	100	15	2,5
- 3 Stk. Kernenbrot 120g	250	50	2
- 30g Gruyère	130	-	10
- 20g Camembert	60	-	5
- 10 Salzbrezeli	100	20	2
- 10g Butter	75	-	8,5
- 1 Apfel	65	15	-
Total	**2200**	**300**	**81**

Abbildung 6: Beispiel für Tagesbedarf von 2200kcal

5.2 Wie man beginnen sollte – Tipps für Untrainierte

Wie in den vorherigen Kapiteln beschrieben ist die Intensität eines Trainings sehr wichtig, um die angestrebten Resultate zu erreichen. Voraussetzung dafür ist die maximale Herzfrequenz zu kennen. Diese kann man bestimmen, indem man zum Beispiel Berg auf rennt oder sehr schnell Treppen steigt und dann seinen Puls misst. Wichtig ist, dass solche Leistungen mehrfach wiederholt werden und man sich jeweils bis zur Erschöpfung treibt. Die dann höchste gemessene Herzfrequenz entspricht in etwa der maximalen Herzfrequenz. Angenommen diese Herzfrequenz liegt bei 180 Schlägen pro Minute, dann wäre für ein 60 Minuten Training (z.B. Joggen) bei 75% der maximalen Herzfrequenz, 135 Schläge pro Minute anzustreben. Das mag für Untrainierte oder gar Übergewichtige in weiter Ferne und unereichbar scheinen. Wichtig ist aber, dass man die ersten 4 Wochen das Training langsam angeht, beim Joggen zum Beispiel darf unterwegs auch mal marschiert werden, um sich wieder zu erholen.

5.3 Vier Punkte für den Einstieg

1. Pro Woche 2 bis 3-mal für 30 Minuten Sport treiben. Auch wenn das Atmen anfänglich schwer fällt und sich der Körper anschliessend müde fühlt, wird man nach und nach feststellen, dass alles zunehmend leichter fällt und die Erholungspausen kürzer werden.

2. Nach einem Monat wird bei gleicher Leistung die Belastungsherzfrequenz tiefer sein und während der Erholung sinkt der Puls rascher und zudem auf eine tiefere Ruhefrequenz.

3. Im zweiten Monat sollte versucht werden auf die Erholungspausen zwischen den Leistungen zu verzichten.

4. Im dritten Monat wird es möglich sein entweder die Dauer oder die Intensität zu erhöhen. Bei 3 Trainings die Woche wäre eine Variante, 1-mal die Dauer zu erhöhen, auf 60 Minuten, und 2-mal je 30 Minuten die Intensität zu erhöhen.

Um erfolgreich zu sein sollen die Trainings fest in den Wochenplan eingebaut werden und auch Priorität haben. Motivierend ist es auch mit einem Partner zusammen zu trainieren, so werden auch die Termine automatisch besser eingehalten. Oder mit der Familie zusammen, selbst wenn unterschiedliche Konditionen vorhanden sind, dann kann jemand joggen und der leistungsschwächere Partner mit dem Velo begleiten. Übergewichtige müssen einen langsameren Trainingsfortschritt akzeptieren, weil anfänglich die nötige Intensität schlicht nicht erreicht werden kann und der kleine Fettabbau mit dem gleichzeitig stattfindenden Muskelaufbau kompensiert wird.

Wenn sich dann aber die Gewichtsreduktion einstellt, ist es fast ein bisschen gemein, dass man die Intensität erhöhen muss um die gleiche Anzahl Kalorien pro Zeiteinheit zu verbrennen wie mit dem höheren Gewicht.

Nachstehend ist der Einfluss des Gewichtes auf den Kalorienverbrauch pro Stunde und verschiedener Aktivitäten dargestellt.

Kalorienverbrauch in kcal/h je nach Aktivität und nach Körpergewicht

Körpergewicht (kg)	55	60	65	70	75	80	85	90
Alltagsaktivitäten								
- Körperruhe	72	81	90	90	96	108	114	120
- Sitzen, Schreiben	90	102	108	120	126	132	150	156
- Leichte Arbeit	198	216	234	252	270	288	306	324
Sportarten								
- Bergwandern	468	519	570	612	648	690	732	774
- Fussball	432	477	522	558	594	630	672	708
- Krafttraining	372	414	456	486	516	546	588	618
- Joggen km/h								
- 6km/h	240	270	294	318	336	360	384	408
- 8km/h	438	483	528	564	600	636	678	720
- 10km/h	522	579	636	678	720	768	816	864
- 12km/h	696	771	846	908	966	1026	1092	1146
- 14km/h	774	858	942	1008	1074	1140	1212	1278
- 16km/h	870	963	1056	1128	1200	1278	1356	1428
- Radfahren km/h								
- 24km/h	522	579	630	678	720	762	810	858
- 32km/h	768	849	930	990	1056	1122	1188	1254
- Schwimmen km/h								
- Brust 1,8km/h	342	378	414	444	474	498	534	564
- Brust 2,4km/h	456	507	558	594	630	672	720	756
- Langlauf km/h								
- 6km/h	468	519	570	612	654	690	738	780
- 8km/h	552	612	666	714	762	810	864	906
- Tennis Einzel	360	396	432	468	498	528	564	594
- Tennis Doppel	246	276	300	324	342	366	390	414

Abbildung 7: Kalorienverbrauch pro Stunde nach Körpergewicht

6 Fazit

6.1 Ein Strauss von Massnahmen für erfolgreiche Fitness

Spass macht Fitness wenn es funktioniert und dadurch motiviert. Voraussetzung dazu ist ist die Kombination von verschiedenen Massnahmen. Fettabbau ist letztlich das Ziel um dann alle anderen Ziele zu erreichen. Geduld und Ausdauer ist die Voraussetzung dazu. Untrainierte und Übergewichtige sollten am Anfang Trainings vorziehen, wo das Körpergewicht nicht auch noch getragen werden muss. Dies sind Velofahren, Rudern oder Schwimmen. Dann ist ja wie vorgehend beschrieben, die optimale Fettverbrennung bei einer intensiven Leistung zu erreichen. Aber gerade am Anfang muss man akzeptieren, dass man diese Leistung schlicht noch nicht erreicht und somit auch keine Fettverbrennung einsetzt. Es darf also nicht vergessen werden die Intensität mit dem Trainingsfortschritt laufend zu erhöhen. Den Fettabbau kann man aber von Anfang an unterstützen mit der in Kapital 4.3 beschriebenen Intervallmethode. Dabei soll immer am Schluss eines Trainings die Intensität erhöht werden. Damit steigt der Energieverbrauch nicht nur während dem Training, sondern auch danach. Und diese Nachverbrennung lässt sich noch mehr steigern, wenn man nach dem Training nur ungesüsstes Wasser zu sich nimmt und mit der Nahrungsaufnahme dann noch mindestens eine Stunde wartet. Wenn man dann noch ein Training auswählt was möglichst viele Muskelgruppen bewegt und die ATP-Produktion aerob erfolgt, dann tut man gleichzeitig auch etwas für das Herz-Kreislaufsystem und reduziert massgeblich das Herzinfarktrisiko damit. Ein gutes Beispiel für solche „Kompletteffekte" ist das Schwimmen. Dabei wird der Energieverbrauch gleich nochmals erhöht, weil nicht nur Energie für die körperliche Aktivität verbraucht wird, sondern auch, um die Körpertemperatur zu halten. Mit Geduld, einem regelmässigen Training, und einer ausgewogenen Ernährung stellt sich der Erfolg ein der dann motiviert und zu noch mehr anspornt.

7 Anleitung zum Glücklichsein?[4]

7.1 Herz und Seele

Schön, gesund und glücklich das möchten wir alle sein. Viele eifern diesem Idealzustand nach, manchmal so sehr, dass es krank macht. Dann beneiden wir die Glücklichen, die ungemein anziehend sind, unabhängig vom Alter und vom Aussehen. Einer der inneren Glücksmotoren ist damit sicher das Selbstwertgefühl. Wenn wir unseren Körper mit Fitness

---

[4] Spiegel Wissen 3/2012 Kap 4 Seele und Herz

im Griff haben, dann stärkt das unser Selbstwertgefühl ungemein. Und das wiederum ist Balsam für das Herz. Nicht nur Fitness stärkt das Herz, sondern auch die Seele. Gemäss Dr. Jochen Jordan, Leiter für Psychokardiologie in Bad Nauheim, verhalten sich Herz und Seele wie siamesische Zwillinge. Das Herz hüpft messbar, wenn die geliebte Person überraschend um die Ecke kommt. Und es wird starr und reagiert nicht mehr elastisch bei Kummer. Das Herz braucht also neben Fitness auch seelischen Beistand. Wie wichtig auch dieser ist, zeigt, dass die Hälfte aller Herzinfarktpatienten nicht auf Uebergewicht, schlechte Ernährung oder Rauchen zurückzuführen sind. Also gibt es noch etwas, was dem Herz zu schaffen macht. Eine Studie (Interheart-Studie 2004) beweist, dass psychosoziale Probleme wie Depressionen oder Stress dem Herz genauso zu schaffen machen, wie zum Beispiel Rauchen. Schwere emotionale Belastungen führen sogar zu einer Krankheit die „gebrochenes Herz" heisst. Durch negative Erlebnisse schüttet der Körper zu viel Adrenalin aus, was zu einer Verengung der Herzkranzgefässe führt und im schlechtesten Fall dann einen Infarkt verursacht. Fitness hilft also auch nicht einsam und mit trüber Stimmung zu Hause zu sitzen, nicht zu viel und zu ungesund zu essen, nicht zu viel zu rauchen und nicht zu viel alkoholische Getränke zu sich zunehmen.

7.2 Mit Fitness zu Glückshormonen?

Durch Bewegung produziert der Körper auch tatsächlich Glückshormone (Endorphine). Endorphine sorgen für Schmerzlinderung und –Unterdrückung. Dieses Hormon wird auch in Notfallsituationen aktiviert um bei schweren Verletzungen den Schmerz zu unterdrücken. Andererseits werden Endorphine aber auch bei positiven Erlebnissen ausgeschüttet, was ihnen deshalb den Übernahmen „Glückshormon" eingebracht hat. Diese sorgen für körperliches und psychisches Wohlbefinden. Endorphine kann man letztlich aber auch durch dunkle, hoch kakaohaltige Schokolade produzieren, oder schlicht auch durch verliebt sein. Allerdings ist dies wie oben beschrieben lediglich ein guter Beitrag, weil eben andere Faktoren wie Stress und Unzufriedenheit vieles wieder zunichte machen können.

7.3 Was macht glücklich?

Wenn also Stress dem Herzen zusetzt, dann muss das Gegenteil dem Herzen und damit der Seele nützen. Eine Studie aus dem US-Bundesstaat Pennsylvania zeigt auf, dass gute Freunde, eine gute Ehe und vielleicht in einem Haus mit mehreren Generationen zu leben Schmieröl für die Seele und damit für das Herz sind. Liebe, Freundschaft und Optimismus können Sünden wie Übergewicht und schlechte Ernährung zumindest teilweise kompensieren. Das altmodische Muster eines bescheidenen, zufriedenen Lebens mit viel

Gemeinschaftssinn macht also glücklicher, als dauernd Dingen hinterherzurennen, sofern man dann dadurch unter Stress zu leiden beginnt. Die Studie belegt auch, dass mit dem Ehrgeiz (und Gier) mehr Geld als andere zu verdienen, die Herzprobleme und Infarkte klar zunahmen. Wer also in einem wenig wettbewerbsorientierten Umfeld arbeiten kann, in dem sich die Menschen gegenseitig unterstützen, keiner isoliert wird und die Angst nicht vorhanden ist, die Dinge nicht mehr im Griff zu haben, der hat kaum mit negativem und damit schädlichem Stress zu tun. Nur wer kann sich das im heutigen Umfeld noch so aussuchen. Die Realität ist anders, aber auch dafür zeigen Studien, dass solche negativen Situationen durch Freunde, eine intakte Familie und gute Bekannte wesentlich entlastet werden kann. Tests an Affen die durch Lärm gestresst wurden, zeigen, dass in einer Gemeinschaft die Beruhigung des Herzens schneller erreicht wird, als wenn ein Affe alleine dem Stress ausgesetzt wird. Ähnlich der Effekt bei einer Maus, welche eine weibliche Artgenossin an ihrer Seite hatte. Allein leben ist also kardiologisch betrachtet ein Risiko, daran zweifelt die Wissenschaft heute kaum noch, es drohen Herzinfarkt und ganz realer Herzschmerz.

8 Schlusswort

8.1 Fitness, mehr Segen als Fluch auf dem Weg zum Glücklichsein

Wer sich pro Woche zwei oder drei Stunden regelmässig bewegt, dies auf verschiedene Tage verteilt und von diesem Volumen die Hälfte auf mindestens mittlerer Intensität, der tut sich gleich mehrere gute Dinge an:

- Richtige Fitness reduziert Übergewicht

  Als Standardformel um Übergewicht zu bestimmen wird der Body Mass Index (BMI) verwendet. Dafür teilt man das Körpergewicht durch die Körpergrösse im Quadrat. Ein BMI von 20 – 25 gilt als normal, darüber beginnt das Übergewicht. Ab dem Wert 30 beginnt Fettleibigkeit.

  Richtige Fitness reduziert Übergewicht und reduziert dadurch:

- Die Gefahr von Bluthochdruck

  Bluthochdruck erhöht die Gefahr von Herzinfarkten. Mit regelmässigem Ausdauertraining und zusammen mit guter Ernährung (weniger Salz im Essen) lässt sich der Blutdruck positiv beeinflussen

- Die Gefahr von hohen Blutfettwerten (Cholesterin)

Menschen mit viel Cholesterin erkranken häufiger am Herzen als solche mit einem normalen Wert. Das Risiko einen hohen Cholesterinspiegel zu haben, steigt mit dem Körpergewicht. Sich bewegen und damit abnehmen ist bedeutend wirkungsvoller als einfach das Fett im Essen zu reduzieren.

- Die Gefahr von zu viel Zucker im Blut (Diabetes)

Zu viel Zucker im Blut führt zu Arterienverkalkung (Arteriosklerose), was zu einem Herzinfarkt führen kann, welcher sich kaum vorankündigt. Diabetes ist oft begründet in der Kombination von Übergewicht, falscher Ernährung und zu wenig Bewegung.

- Reduziert Stress

Negativer Stress kann ebenfalls zu Arteriosklerose führen und wird durch Angst und Unzufriedenheit im Job, Eheproblemen oder auch durch Einsamkeit ausgelöst. Oft sind auch zu hohe Erwartungen gegenüber sich selbst ein Grund dafür. Ausdauersport kann helfen sich richtig abzureagieren, am Besten zusammen mit Freunden wo man sich gleichzeitig offen austauschen kann.

Eine Anleitung zum „Glücklichsein" und damit meine ich nicht nur den Effekt auf den Körper, sondern auch auf den Geist, ist es nach meinen Erkenntnissen nur, WENN ES AUCH SPASS MACHT! Damit es Spass macht, muss man die Wirkungskette verstehen, deshalb ist diese in den Kapiteln 4.1 bis 4.4 ausführlich dargelegt. Falsches Training führt zu falschen oder gar keinen Ergebnissen, das wiederum führt zu Frust. Schlechte Gefühle sind Gift für die Seele und das Herz wie in Kapitel 7.3 beschrieben und der Psychotherapeut wird wieder zum Thema. Auch wenn Fitness nur als Zwang empfunden wird und die tägliche Agenda dadurch völlig überquillt, dann entsteht Stress, das Gegenteil von dem was wir eigentlich damit wollen. Gemütliche Stunden mit Freunden oder dem Partner helfen dann bedeutend mehr für Herz und Seele.

Stressforscher und Neurobiologe Prof. Gerald Hüther von der Universität Göttingen definiert Glück wie folgt:

„Unsere individuellen Vorstellungen von der Welt und unserem Schicksal, entscheiden letztendlich darüber, ob wir unser Leben als geglückt oder gescheitert bewerten. Glücklich fühlen wir uns dann, wenn uns das, was wir tun, sinnvoll erscheint. Je mehr sinnvollen Dingen wir nachleben können, desto mehr kurbelt es die Produktion von Endorphinen an, so dass wir Glück und Zufriedenheit ausstrahlen".

Wenn etwas nicht funktioniert, endet es oft in einem Teufelskreis, indem es nur nach unten geht und scheinbar kein Entrinnen gibt. Das Gegenteil wäre sinngemäss der „Erfolgskreis", komisch eigentlich, dass es diesen Begriff nicht gibt.

Die VA zeigt auf, dass Fitness eine ganz wesentliche Steilvorlage für Körper und Seele ist. Wenn wir begreifen was und wie im Körper abläuft, dann kommt auch die Sinnhaftigkeit, dann kommt auch das Selbstwertgefühl und der Erfolgskreis beginnt sich zu drehen. Erfolg macht erfolgreich und letztlich glücklich. Und – glücklich sein ist Balsam für die Seele, welche gesund erhält.

Die Umfrage, welche natürlich nicht repräsentativ ist und durch die Möglichkeit zu mehreren Antworten vielleicht etwas zu viele Antworten zugelassen hat, zeigt, eine Übereinstimmung mit der Schlussfolgerung dieser VA. Die meisten Nennungen von Fitness-Studio-Besuchern lauten „Fitness tut gut und ist Stressabbau", danach folgen die eher klassischen Begründungen zum regelmässigen Besuch eines Fitness-Centers. Nämlich: „Muskelaufbau", „Abnehmen oder Gewicht halten" und „Herz und Kreislauf stärken".

Analytisch lässt sich nicht beweisen, dass mit Fitness sich alle Probleme lösen und damit die Psychotherapeuten ihre Arbeit verlieren, aber sie werden ganz bestimmt weniger Arbeit haben.

Nach dem grossen, zeitlichen Aufwand für diese VA gehe ich selber nun sehr motiviert meine Fitness an und weiss nun dank der VA was genau abläuft und wie es funktioniert.
Auch weiss ich nun wie eine VA funktioniert, dies mit Hilfe der Anweisungen und Tipps von meiner Lehrperson Vivia Furrer, somit hat sich der Zeitaufwand gleich in zweierlei Hinsicht gelohnt.

9 Anhang

9.1 Quellenverzeichnis

Literatur:

Differenziertes Krafttraining, Axel Gottlob, Karl F. Haug Fachbuchverlag (2000)

Training fundiert erklärt, Jost Hegner von INGOLDVerlag (2008)

Brochure: Frau und Herz, Schweizerische Herzstiftung, Juni 2012

Brochure: Herzgesund geniessen, Schweizerische Herzstiftung, 2008

Spiegel Wissen 3/2012 Kap 4 Seele und Herz

Spiegel Wissen 3/2012 Kap 5 Stärke im Alltag

Fitnessaktuell, Ausgabe Herbst 2012

Internet:

http://www.gesumag.de/kalorien-grundumsatz-pro-tag-60/

http://www.trendfit.net/thema/stoffwechsel

Prof. Dr. med. Urs Boutellier, ETH Zürich:

http://portal.asvz.ethz.ch/Documents/fatburner.pdf

Abbildungen: nach Prof. U. Boutellier, ETH Zürich

Abbildung 1: Produktionsmengen von ATP

Abbildung 2: Muskelfasertypen und Energiebezug

Abbildung 3: Energielieferanten

Abbildung 4: Unterschiedliche Fettverbrennung aufgrund Training

Abbildung 5: Beispiel einer negativen Energiebilanz

Abbildung 6: Beispiel für Tagesbedarf von 2200kcal

Abbildung 7: Kalorienverbrauch pro Stunde nach Körpergewicht

Zitate:

die Herkunft ist jeweils im Text vermerkt

9.2 Glossar

Enzyme: sind mehrheitlich Proteine, welche den überwiegenden Teil biochemischer Reaktionen steuern– wie zB die Verdauung

Mitochondrien: Körperchen innerhalb einer Zelle, welche aerobes ATP produzieren

ATP: energiereiches Substrat, sozusagen das Benzin unserer Muskeln

ADP: Ergebnis einer Aufspaltung von ATP, welches für Energie verbraucht wird

Glykogen: „menschliche Stärke", letztlich gespeichertes Kohlenhydrat

Aerob: Prozesse die Sauerstoff benötigen

Anaerob: Prozesse welche keinen Sauerstoff benötigen

9.3 Interviewpartner und Personen die bei der VA unterstützt haben

Ph. Michel, Leiter Fitness-Studio   Interview Partner

M. Sciaraffa, Fesstrainer i.A.   Literatur und Praxis

Dr. St. Degischer, Arzt   medizinische Aspekte

N. Hügle, Chemielaborant, Linienpilot i.A.   Sparring-Partner und Helfer in der Not

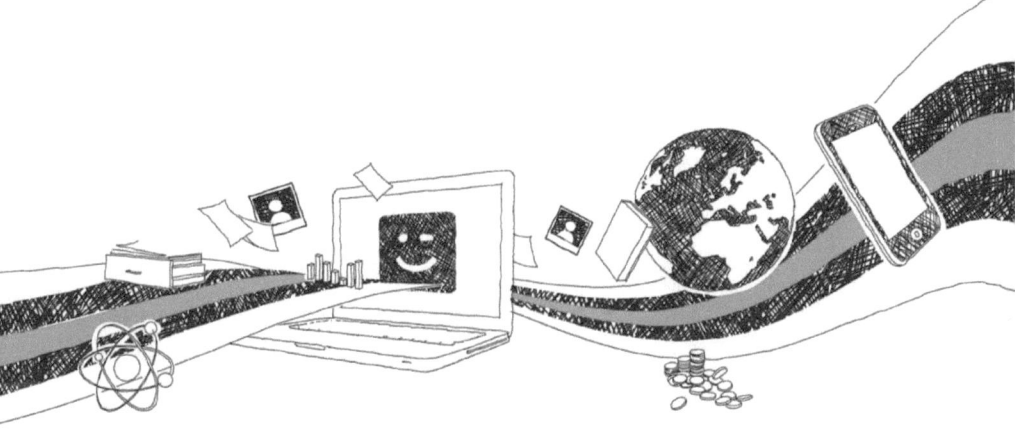
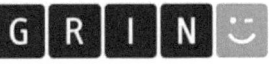